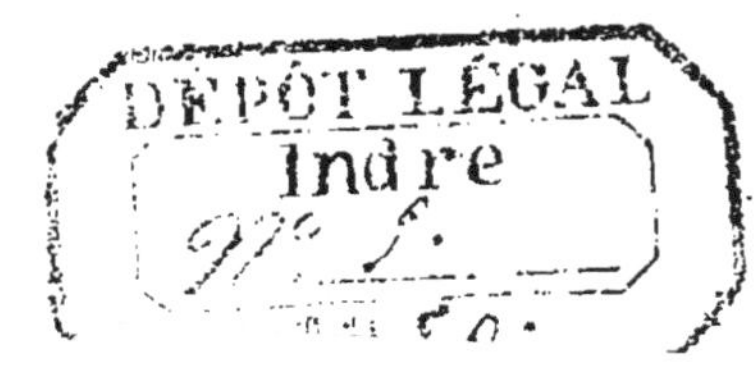

DE L'USAGE INTERNE

DE QUELQUES EAUX MINÉRALES NATURELLES

PENDANT LES

BAINS DE MER

COMME MOYEN D'ACCROITRE ET DE COMPLÉTER L'ACTION
DE CES BAINS, DE PRÉVENIR ET DE COMBATTRE LES
INCONVÉNIENTS QUI PEUVENT RÉSULTER DE LEUR EMPLOI.

DE L'USAGE INTERNE
DE QUELQUES EAUX MINÉRALES NATURELLES

PENDANT LES

BAINS DE MER

COMME MOYEN D'ACCROITRE ET DE COMPLÉTER L'ACTION DE CES BAINS, DE PRÉVENIR ET DE COMBATTRE LES INCONVÉNIENTS QUI PEUVENT RÉSULTER DE LEUR EMPLOI.

———

APPLICATION DE CETTE MÉTHODE AU TRAITEMENT

De la Chlorose, de l'Anémie,

Des Maladies liées à un appauvrissement du sang et à une débilitation générale (troubles des fonctions digestives, de la menstruation, stérilité et impuissance virile, affections nerveuses, engorgements viscéraux, hydropisies, blénorrhagie et leucorrhée, affections de la matrice, hémorrhagies utérines),

Des Accidents de l'âge critique,

Du Lymphatisme, des Scrofules, de l'Hypocondrie, etc.,

Par le Dr Léon GIGOT de Levroux,

MÉDECIN-INSPECTEUR ADJOINT DES BAINS DE MER DE ROYAN,
MEMBRE CORRESPONDANT DE L'ACADÉMIE IMPÉRIALE DES SCIENCES DE ROUEN,
DE LA SOCIÉTÉ DE MÉDECINE DE PARIS,
DE LA SOCIÉTÉ IMPÉRIALE DE MÉDECINE DE MARSEILLE,
DE LA SOCIÉTÉ ACADÉMIQUE DE LA LOIRE-INFÉRIEURE,
DES SOCIÉTÉS DE MÉDECINE DE TOURS, POITIERS, BORDEAUX, ETC.

PARIS,
LABÉ, LIBRAIRE DE LA FACULTÉ DE MÉDECINE,
PLACE DE L'ÉCOLE DE MÉDECINE, 23.

—

1859.

CHATEAUROUX, IMPRIMERIE DE MIGNÉ.

1.

TABLE DES MATIÈRES.

CHAPITRE Ier.

CHAPITRE II.

CHAPITRE III.

Maladies qui réclament l'emploi simultané des bains de mer et de quelques eaux minérales naturelles en boisson.

Chlorose — anémie — maladies liées à un appauvrissement du sang et à une profonde débilitation générale (gastralgie ; dyspepsies ; constipation et diarrhée ; menstruation douloureuse, irrégulière, nulle ; stérilité et impuissance virile ; état nerveux, hystérie, mélancolie, douleurs névralgiques, asthme, amaurose ; engorgements viscéraux ; hydropisies ; flux muqueux ; maladies de la matrice ; hémorrhagies utérines). — Accidents de l'âge critique, — lymphatisme, — scrofules, — hypocondrie.

CHAPITRE IV.

Inconvénients occasionnés par les bains de mer, — moyens de les prévenir et de les combattre, — moyens de faciliter la réaction chez les personnes délicates ou affaiblies, — constipation, — dérangements de corps, — congestions internes...

PRÉFACE.

———

Par les utiles ressources que l'eau de mer offre à l'hygiène et à la médecine, elle occupe le premier rang parmi les eaux minérales. N'est-elle pas d'ailleurs la plus riche en principes salins (1)?

Il ne faut donc pas attribuer au seul entraînement de la mode, cette capricieuse conseillère, l'empressement avec lequel la foule se

(1) L'analyse d'un litre d'eau de mer a fourni :

Chlorure de sodium	25,704
— de magnésium	2,905
Sulfate de magnésie	2,462
— de chaux	1,210
Bromure de sodium	0,103
Iode	⎫
Fer	⎬ des traces.
Manganèse	⎭

Matière limoneuse, phosphorescente, grasse au toucher, dont l'analyse n'a pu saisir la nature.

(MIALHE et FIGUIER.)

porte chaque année, dès les premiers jours d'été, sur les plages de la Manche et de l'Océan.

C'est que là, en effet, tous les âges de la vie voient la plupart des maladies chroniques qui leur sont particulières, disparaître ou au moins s'amender sous l'influence des bains et d'un air vivifiant et pur.

Combien d'enfants débiles, pâles, étiolés (que cette atonie de l'organisme soit originaire ou acquise par suite de mauvaises conditions postérieures à la naissance), trouvent dans l'usage longtemps continué des bains de mer une impulsion forte et progressive dont les heureux effets se font sentir le reste de la vie. « Les Anglais, dit M. Constantin James, ont, beaucoup mieux que nous, compris cette vérité, eux qui ne négligent jamais d'envoyer leurs enfants aux bains de mer, leur préparant ainsi ce magnifique développement physique dont nous admirons plus tard les proportions et la force. Aussi, ai-je la parfaite conviction que ces bains, employés de bonne heure et à propos, contribueraient à prévenir la dégradation progressive de notre espèce (1). »

_____

(1) *Guide aux Eaux minérales,* page 449.

Beaucoup de jeunes filles vont chercher à la mer les moyens de combattre les causes si nombreuses du retard de la puberté ; et aux orages qui bouleversent leur frêle organisation succède bientôt le calme précurseur d'une menstruation facile et régulière.

Parlerai-je encore de ces maladies spéciales à la femme, qui, depuis les spasmes jusqu'aux crises convulsives et aux douleurs nerveuses les plus violentes, depuis les simples troubles du flux menstruel jusqu'aux lésions des organes générateurs, présentent les formes les plus variées, et rencontrent ordinairement aux bains de mer une guérison radicale ou une amélioration rapide ?

Je ne veux point multiplier ici des citations inutiles, puisque des milliers de faits viennent prouver chaque année l'efficacité des bains de mer, reconnue au reste de tout temps, comme l'attestent les documents historiques. Aristote, Pline, etc., la proclament hautement. Suétone rapporte que l'empereur Auguste fut radicalement guéri par les bains de mer d'une affection réfractaire à toutes les autres ressources de l'art, et qu'en récompense, il accorda l'anneau d'or à Antonius Musa, son médecin, distinction qu'on ne conférait, à cette époque, qu'aux plus hauts dignitaires de l'État.

Malgré les effets remarquables que produisent souvent les bains de mer dans le traitement de plusieurs maladies, on ne peut s'empêcher de reconnaître qu'ils sont loin d'offrir tous les résultats qu'on est en droit d'en attendre. Ainsi, parmi les personnes qui pratiquent la mer par raison de santé, beaucoup n'éprouvent qu'une amélioration légère et momentanée, d'autres ne retirent aucun soulagement, et quelques-unes, enfin, ne ressentent que des effets nuisibles.

Cela n'a rien de surprenant pour le médecin qui a vu comment on se baigne sur les côtes. L'eau de mer est une des eaux les plus actives par ses propriétés physiques et chimiques, et c'est celle dont le mode d'application est le moins varié et le plus négligé. Mais en admettant qu'on tienne compte de toutes les précautions qu'exige l'emploi d'un agent aussi énergique, que les règles de l'hygiène auxquelles sont subordonnés les effets consécutifs des bains de mer soient rigoureusement observées, la médication marine n'en sera pas moins incomplète le plus ordinairement, parce qu'elle n'apporte dans l'économie qu'une quantité à peine appréciable de principes minéralisateurs.

La pratique que j'entreprends de faire connaître, et qui d'ailleurs n'est point nouvelle, comme on pourra le voir, sera le complément toujours utile et quelquefois indispensable de la médication marine. Tout en augmentant l'action thérapeutique des applications extérieures d'eau de mer, elle pourra prévenir aussi les inconvénients qui résultent souvent de leur emploi.

Il suffit d'indiquer les résultats fournis par cette méthode pour montrer sa valeur. Je ne prétends point lui avoir donné dans cet opuscule tous les développements qu'elle comporte, mon seul but étant d'en faire connaître les principales applications. Si de cette manière je puis contribuer à sa propagation, j'aurai la satisfaction d'avoir été utile.

CHAPITRE Ier.

Généralités sur la médication marine et sur l'emploi de quelques eaux minérales naturelles comme auxiliaires de cette médication.

« Les Allemands recommandent beaucoup l'usage intérieur des eaux minérales naturelles pendant la *cure* des bains de mer. Vogel, Sackse, Fricke, Horn et Mühry s'accordent à attribuer, dans maints cas, l'insuccès de ceux-ci à l'omission de cet *adjutorium*. Ils prennent ces auxiliaires parmi les eaux d'*Ems*, de *Kissingen*, de *Dribourg*, de *Pyrmont*, etc., et les appliquent surtout aux cas de chlorose, de névrose, de paralysie, etc., etc. (1) »

La pratique des célèbres médecins d'outre-

(1) Gaudet, *Recherches sur l'usage des bains de mer*, page 356.

Rhin n'a eu jusqu'à ce jour, en France, qu'un très petit nombre d'imitateurs. M. Gaudet, lui-même, auquel j'emprunte cette citation, se limitait à conseiller aux chlorotiques l'eau ferrugineuse de Forges mélangée avec le vin des repas. De tous les auteurs français qui ont écrit sur les bains de mer, M. C. James est peut-être le seul qui signale, d'après sa propre expérience, les excellents effets de la méthode allemande. Ainsi il déclare avoir obtenu les meilleurs résultats de l'usage interne, chez les baigneurs, de certaines eaux alcalines et chlorurées, et, entre autres, de celles de Kissingen, Marienbad et Friedrichsall (2).

On ne saurait trop recommander aux médecins de faire tous leurs efforts afin d'introduire dans la pratique des bains de mer une méthode auxiliaire aussi efficace que facile et même agréable à suivre.

Il suffit d'ailleurs de réfléchir au véritable caractère de la médication marine pour expliquer théoriquement ce que l'expérience a sanctionné.

Jetons donc un coup-d'œil général sur les

______

(2) *Guide aux eaux minérales*, page 453.

effets physiologiques et thérapeutiques de l'eau de mer appliquée à la surface du corps.

Cette eau, éminemment minérale, agit par sa température et sa composition chimique.

Son action, eu égard à sa température, est celle de l'eau froide. Or celle-ci varie suivant diverses circonstances que nous allons examiner.

Mettez une partie du corps en contact avec de l'eau à 15 ou 18° c; prolongez cette application longtemps et d'une manière continue; vous remarquerez dans la partie soumise à l'expérience un abaissement de température, et celle-ci ne reviendra que lentement à son degré primitif, après l'application du liquide.

Si, au contraire, la partie vivante est en contact, pendant quelques minutes seulement, avec de l'eau à 10 ou 12° c, sa température reprendra bientôt son degré primitif et pourra même le dépasser.

Mais c'est surtout lorsque l'application extérieure de l'eau froide est générale que la différence de ses effets physiologiques devient manifeste.

Voyons ce que produit un bain à 15° c prolongé pendant une heure. On ressent d'abord un froid très vif qui disparaît au bout de quel-

2.

ques minutes pour être remplacé par une sensation de chaleur et de cuisson générales. Après huit à dix minutes, le froid se fait de nouveau sentir et va toujours en augmentant, jusqu'à ce qu'il détermine des sensations si pénibles que le bain ne pourrait être supporté plus longtemps. La peau est blafarde, et les lèvres sont violacées. Au lieu d'affluer vers la périphérie, le sang congestionne les organes profonds, et principalement le cœur, les poumons, le foie et la rate ; il y a de l'oppression et de la gêne dans la respiration ; la température générale est abaissée, et la circulation s'est ralentie. Après le bain, un froid interne accompagné de frissons et de claquements de dents persiste encore quelque temps, et il faut plus d'une heure pour que la température générale et le pouls reviennent à leurs chiffres physiologiques.

Supposons maintenant que l'eau soit au-dessous de 15° c, et que la durée du bain ne dépasse pas quelques minutes. Alors les phénomènes changeront. Au froid et à la suffocation, à la pâleur du tégument externe succèdera bientôt une sensation de chaleur, de bien-être et de force, avec rougeur de la peau produite par la suractivité de la circulation

capillaire périphérique. La température générale et le pouls ne tarderont pas à reprendre
et même à dépasser le chiffre qu'ils avaient
auparavant.

Le mouvement vital qui produit ces effets
consécutifs à une courte application de l'eau
froide constitue la *réaction*.

Les sels que l'eau de mer tient en dissolution,
et auxquels elle doit en partie sa pesanteur
spécifique, exercent une vive stimulation sur
les vaisseaux de la peau, et augmentent ainsi
l'intensité et la durée de la réaction. C'est
pourquoi celle-ci est généralement plus prompte
après les bains de mer qu'après les bains
d'eau douce, et les personnes faibles et délicates supportent beaucoup mieux les premiers
que les seconds. A l'action des particules salines doivent être attribués encore les picote-
ments, les cuissons, les exanthêmes, et les
modifications si opposées que subit le système
exhalant. Par exemple, la peau est rude et
sèche chez certains baigneurs, douce et onc-
tueuse chez d'autres.

Quant à l'absorption des principes salins
de l'eau de mer, pendant la durée de son application à la surface du corps, il est permis
de la mettre en doute, tant à cause de l'instan-

tanéité de l'application que de l'action astric-
tive du froid et des particules salines sur les
vaisseaux absorbants de la peau. Notons aussi
que le sérum du sang et l'eau de mer ayant
à peu près la même pesanteur spécifique, et
contenant l'un et l'autre des sels en dissolution, un transfert notable de parties entre ces
deux liquides ne peut que s'opérer difficilement,
d'après les lois de l'endosmose.

Sans doute, ces sels transportés dans l'intimité de nos tissus exercent sur l'organisme
une influence tonique et vivifiante. Sans doute
aussi, leur absorption joue un rôle important
dans l'action si complexe et si efficace des
bains de mer. Mais reconnaissons que chez les
baigneurs, la surface pulmonaire est de toutes
les voies d'absorption celle qui apporte aux
organes le plus de particules salines. On sait,
en effet, que l'atmosphère maritime en contient une certaine quantité provenant soit de
la sublimation des sels, soit de l'évaporation
des molécules d'eau soulevées par le sillage,
puis entraînées par les vents.

L'eau de mer émousse la sensibilité de la
surface cutanée avec laquelle elle est en contact ; et, après son application, les nerfs con-
tinuent à manifester des phénomènes de séda-

tion, lors même que la vie déborde en quelque sorte dans les autres systèmes organiques de la périphérie, par suite de la réaction. Mais ces phénomènes sont d'autant plus prononcés que la durée de l'application de l'eau est plus longue. Dans ce cas, la réactivité de la peau est dominée par le contact prolongé du froid. Les capillaires restant contractés, le sang qui congestionne les parties profondes ne revient pas à la surface ; la vascularité de la peau paraît pour ainsi dire effacée, d'où la pâleur des tissus et l'abaissement de la température. Sous l'influence de cette soustraction de calorique, la sédation atteint son maximum.

Enfin, parmi les principaux effets que l'eau de mer employée à l'extérieur exerce sur l'organisme, je dois signaler encore la perturbation quelquefois si violente qu'elle imprime au système nerveux par l'impression brusque du froid.

L'art peut utiliser avec succès, contre un grand nombre de maladies, les phénomènes complexes que nous venons d'étudier.

En appelant le sang dans le système capillaire de la surface du corps, l'eau de mer produit une révulsion énergique qui décentralise la congestion sanguine de tous les viscères de l'économie. C'est ainsi que des applications locales et générales, méthodiquement combinées, ramènent graduellement un organe hypérémié à ses limites et à ses fonctions physiologiques.

Les applications extérieures d'eau de mer, en raison de l'activité si considérable qu'elles impriment aux capillaires, ont une influence marquée sur les actes organiques qui s'accomplissent dans ces vaisseaux. Or le sang se fait dans les capillaires généraux de tous les organes (Gerdy); les phénomènes de combustion s'accomplissent non-seulement dans les poumons, mais encore pendant le cours de la circulation, et principalement dans les capillaires; enfin, c'est au moyen de la circulation capillaire que s'opèrent les sécrétions, la nutrition, l'absorption. L'eau de mer est donc un des agents les plus efficaces de la médication tonique reconstitutive.

Mais n'est-elle pas aussi un excellent résolutif, puisque, par son action sur la circulation capillaire générale, elle modifie et active l'absorption interstitielle?

Nous avons vu que les principes salins tenus en dissolution dans l'eau de mer augmentaient l'action des vaisseaux cutanés, et produisaient

une excitation accompagnée quelquefois d'é-
ruptions. Cette stimulation est un moyen de
guérir ou d'améliorer certains états patholo-
giques, en substituant ainsi une vitalité spéciale à la vitalité morbide qui les caractérise.
Quant aux éruptions cutanées, sans leur attribuer précisément une action *dépurative* et *spo-
liative*, on ne peut nier cependant qu'elles
soient parfois *critiques*, d'après les rapports
intimes qui existent entre les fonctions de la
peau et celles des principaux organes de l'économie.

La sédation et la perturbation que le contact
du froid produit sur les nerfs, ont une large
part dans les succès de l'eau de mer employée
contre plusieurs maladies où l'élément nerveux
prédomine.

Il résulte de ce qui précède que l'eau de
mer est un agent plutôt hydrothérapique que
minéralisateur, puisque ses effets sont subordonnés à la *réaction*, et que c'est par celle-ci
qu'ils sont *révulsifs*, *toniques - reconstitutifs*,
résolutifs et *substitutifs*.

On prescrit, il est vrai, dans quelques cas,
l'eau de mer à l'intérieur, pour augmenter et
compléter l'action des bains. Cette méthode
qui remonte aux premiers temps de la méde-

cine est suivie encore aujourd'hui, principalement en Allemagne, en Angleterre et en Italie (1).

Plusieurs praticiens recommandables de la France (Pouget, Gaudet, Le Cœur) ont aussi conseillé l'usage interne de l'eau de mer dans certaines affections. Mais, comme elle inspire une répugnance extrême aux malades par sa saveur saumâtre et pleine d'amertume, et qu'elle ne paraît pas avoir une spécificité d'action bien marquée, on y a presque entièrement renoncé. Quoi qu'il en soit, il est nécessaire, avant de boire l'eau de mer, de la décanter et de la filtrer, après l'avoir laissée déposer pendant une heure au moins. Il est bon aussi de la puiser loin du rivage et à une certaine profondeur, attendu qu'on l'obtient,

(1) Hippocrate, Dioclès, Thessalus, prescrivaient l'eau de mer en injections intestinales. Pline et Dioscoride furent les premiers qui la firent prendre en boisson. Mais on avait le soin de corriger et d'adoucir l'amertume de l'eau salée par l'addition d'une certaine quantité de raisin écrasé ou de miel : de là le nom de *thalassomel* donné à cette boisson médicamenteuse qui était conservée soigneusement dans des bouteilles comme un remède très précieux.

de cette manière, plus pure, et qu'elle a une saveur moins repoussante.

Quelques médecins ordonnent encore, pour faciliter l'action *minéralisante* de l'eau de mer, de prolonger les bains sur certaines plages échauffées par le soleil et abritées contre les mouvements violents de la mer. En considérant que les particules salines resserrent les vaisseaux absorbants et forment sur la peau des espèces d'incrustations qui s'opposent à l'absorption, que d'ailleurs, comme je l'ai déjà fait observer, l'eau de mer et le sérum du sang ont à peu près la même pesanteur spécifique, il est difficile, je dirai même impossible d'admettre qu'il arrive dans l'organisme, par l'absorption cutanée, assez de principes salins pour que cette *minéralisation* puisse compenser les puissants effets de la réaction.

« Si l'eau de mer froide, dit M. Gaudet dont personne ne contestera l'autorité, pénètre en nature, par les pores de la peau, durant le temps que celle-ci demeure en contact avec elle, on doit croire *à fortiori*, et par analogie avec ce qui se passe dans le bain chaud d'eau simple, que dans le bain d'eau de mer chauffé, la peau absorbe aussi une partie du liquide salin contenu dans la baignoire, et qu'avec les conditions de température de l'eau et du séjour prolongé, ce phénomène s'exerce d'une manière beaucoup plus complète. Il en résulterait, au moins sous le rapport de l'absorption saline, une intensité d'action tout à l'avantage des bains de mer chauffés. A quelle proportion peut-on porter le poids du liquide absorbé dans ces circonstances? Sera-ce le poids de quelques grammes? Supposons que 6 grammes passent dans les voies de l'absorption; sait-on ce que contiendra cette quantité en éléments salins? le 1/30 ou 1/32 en poids. Qu'est-ce que cette proportion pour expliquer les effets toniques des bains de mer chauffés (1)? »

Les inhalations d'eau de mer pulvérisée d'après le procédé de M. Sales-Girons ne constitueraient-elles pas la méthode de *minéralisation* la plus avantageuse qui puisse être suivie aux bains de mer? C'est ce que l'observation seule pourra décider (2).

(1) *Op. cit.*, pages 407 et 408.

(2) Ce procédé de pulvérisation de l'eau consiste à lancer contre un petit disque immobile un filet d'eau fortement comprimée. M. Charrière a construit, d'après les indications de M. Sales-Girons, un appareil pulvérisateur portatif et très commode.

Mais parviendrait-on à faire arriver facilement et à volonté dans l'organisme tous les principes minéralisateurs de l'eau de mer, qu'ils ne sauraient convenir comme adjuvants dans tous les cas où les bains de mer sont indiqués. Les eaux minérales naturelles, au contraire, répondent à la plupart des indications par leur composition chimique variée.

Il est suffisamment démontré aujourd'hui que quelques-unes de ces eaux, surtout celles qui sont froides, ne subissent aucune altération par le transport, et conservent presque toutes leurs propriétés loin des sources. On pourra donc les employer avec succès comme auxiliaires de la médication marine.

CHAPITRE II.

Principales propriétés et mode d'administration des eaux minérales naturelles qui peuvent être avantageusement employées pendant les Bains de mer.

Eaux salines.

BIRMENSTORF (*Suisse*). — Eau fortement minéralisée surtout par le sulfate de magnésie. Elle ne subit aucune altération par le transport. Un seul verre, pris à jeun, produit des effets laxatifs qui durent quelquefois plusieurs jours, sans déterminer de coliques.

FRIEDRICHSHALL (*Saxe-Meningen*). — C'est une des eaux les plus minéralisées, puisqu'elle contient par litre 25 grammes, 05 de principes fixes dont 7,3 de chlorure de sodium et 7,3 de sulfate de soude. Elle se conserve parfaitement, et produit une ou deux garde-robes à la dose d'un demi-verre seulement.

HOMBOURG (*Hesse*). — Eau minéralisée principalement par le chlorure de sodium dont elle contient, par litre, 10 grammes, 649 (*Source-Elisabeth*). Elle est gazeuse. Sa saveur salée et piquante n'a rien de désagréable. Cette eau se conserve bien, et produit des effets laxatifs à la dose de un ou deux verres.

KISSINGEN (*Bavière*). — Les eaux des sources *Rakotz* et *Pandur* se conservent parfaitement. Leur composition chimique les rapproche de l'eau de mer. A part les sels muriatiques, elles contiennent une notable quantité d'acide carbonique et de fer. Ces eaux sont laxatives et essentiellement pénétrantes. On les boit à la dose de un à trois verres le matin, mais graduellement.

MARIENBAD (*Bohéme*). — Les eaux des sources *Kreutzbrunn* et *Ferdinandsbrunn* ne sont nullement altérées par le transport, et peuvent se conserver très longtemps. Ces eaux contiennent, par litre, 8 grammes, 74 de principes fixes, dont 4,91 de sulfate de soude, 1,51 de chlorure de sodium, 0,03 de carbonate de fer, et une quantité indéterminée d'acide carbonique. On les boit à la dose de un à deux verres le matin.

Eaux bromo-iodurées.

CHALLES (*Savoie*). — Outre le brome et l'iode, cette eau contient encore une quantité considérable de sulfure de sodium. Elle se conserve très bien, et doit être employée avec beaucoup de ménagement, à cause de ses propriétés irritantes. La dose est de un demi-verre à deux verres au plus le matin, pure ou coupée avec du lait.

HEILBRUNN (*Bavière*). — Cette eau qui se conserve très longtemps, est minéralisée par le chlorure de sodium et en même temps par l'iode et le brome dont elle contient une proportion notable, ce qui lui donne une saveur désagréable. Elle doit être bue le matin à la dose d'un demi-verre à deux verres au plus.

IWONICZ (*Galicie*). — C'est une eau fortement muriatique, et riche en brome et en iode. Elle est très légère à l'estomac, à cause des gaz acide carbonique et azote qu'elle renferme. Sa saveur n'a rien de désagréable. Elle ne s'altère point par le transport. Cette eau précieuse convient principalement aux enfants. La dose est de un à trois verres le matin, pure ou coupée avec du lait.

Eaux alcalines.

Bilin (*Bohême*). — Cette eau, la plus alcaline de l'Europe, est en même temps saturée d'acide carbonique, ce qui lui donne une saveur piquante et aigrelette. Elle contient aussi du chlorure de sodium et quelques traces de fer. Elle se conserve en bouteilles beaucoup plus longtemps que les eaux de Vichy, et est employée de la même manière qu'elles.

Pougues (*France*). — Eau gazeuse ayant une saveur aigrelette fort agréable, et se conservant très bien. On la prend à la dose de plusieurs verres le matin à jeun, ou associée au vin pendant le repas.

Vɪᴄʜʏ (*France*). — De toutes les principales sources (les Célestins, l'Hôpital, la Grande-Grille), celle d'Hautérive fournit l'eau la plus propice au transport, à cause de sa température basse et de la prédominance de l'acide carbonique. L'eau de Vichy peut être prise le matin à jeun ou pendant le repas, mélangée à du vin blanc.

Eaux ferrugineuses.

Bᴜssᴀɴɢ (*France*). — Eau carbonatée, gazeuse, se décomposant très facilement par le transport ; ce qui la rend insignifiante au point de vue médical. On la boit aux repas. C'est la plus faible de toutes les eaux ferrugineuses.

Cʀᴀɴsᴀᴄ (*France*). — Ferrugineuse manganésienne, ne subissant aucune altération par le transport. Elle n'est point gazeuse, et présente une saveur assez fortement styptique. L'eau de la source *Basse* bue le matin, à la dose de plusieurs verres, exerce une action purgative. La source *Haute* fortement minéralisée, surtout par le sulfate de manganèse, s'emploie aussi le matin à la dose de plusieurs verres.

Forges (*France*). — Ferrugineuse crénatée, peu gazeuse, d'une digestion lente et difficile, se décomposant par le transport, et ne pouvant être employée, par conséquent, que dans les établissements de bains voisins de la source, par exemple Dieppe. Un verre ou deux, le matin à jeun ou pendant le repas.

Franzensbad (*Bohême*). — Ferrugineuses carbonatées, un peu salines et extrêmement gazeuses, ces eaux se conservent parfaitement. L'eau du *Franzensquelle*, à la dose de plusieurs verres, le matin, est laxative et augmente l'appétit. Celle du *Salzquelle*, également laxative, convient aux enfants et aux femmes d'un tempérament lymphatique. Enfin l'eau du *Wiesensquelle* est plus laxative et plus énergique que celle des sources précédentes.

Orezza (*Corse*). — Ferrugineuse carbonatée, très gazeuse. Cette eau qui surpasse, par la proportion de fer et de gaz qu'elle renferme, les eaux ferrugineuses gazeuses les plus célèbres, ne subit aucune altération par le transport, et se conserve très longtemps. On peut la boire au moment des repas, mais avec précaution. C'est une des eaux qui peuvent être employées le plus avantageusement loin de la source.

PYRMONT (*Westphalie*). — Ferrugineuse carbonatée, excessivement gazeuse, pouvant être mélangée avec le vin des repas.

SCHWALBACH (*Duché de Nassau*). — Ferrugineuses carbonatées, très gazeuses, ces eaux ne sont décomposées ni par l'air ni par une chaleur de 30° c. Elles peuvent donc se conserver très longtemps. L'eau de la source *Weinbrunn* est plus ferrugineuse que celle du *Stahlbrunn*. On peut la boire aux repas.

SPA (*Belgique*). — Ferrugineuse carbonatée et gazeuse, ne se conservant pas très longtemps. On en fait quelquefois usage aux repas. Cette eau doit être employée rarement, à cause de la facilité avec laquelle elle se décompose.

Eaux gazeuses.

SAINT-ALBAN (*France*). — Ne se conservant pas très longtemps. Employée aux repas.

Saint-Galmier (*France*). — Se conservant parfaitement. Employée de la même manière que la précédente.

Schwalheim (*Duché de Nassau*). — C'est une eau éminemment gazeuse et d'une saveur agréable. Elle supporte parfaitement le transport.

Soultzbach (*France*). — Eau tout à la fois gazeuse, alcaline et ferrugineuse, se conservant parfaitement. Elle peut remplacer l'eau de Seltz du duché de Nassau.

CHAPITRE III.

Maladies qui réclament l'emploi simultané des Bains de mer et de quelques eaux minérales naturelles en boisson.

§ 1ᵉʳ. — Chlorôse.

L'impression brusque du froid produit en général des sensations si pénibles chez les chlorotiques, que celles-ci redoutent au plus haut dégré les premiers bains pris à la mer. La réaction est d'ailleurs longue à s'établir chez elles. Inutile de dire, par conséquent, que l'application de l'eau de mer froide à la surface du corps de ces personnes exige beaucoup de précautions.

Lorsque la chlorose est simple, c'est-à-dire

caractérisée par la décoloration de la peau et des membranes muqueuses, sans troubles du côté des fonctions digestives, et sans autres accidents que l'anhélation et les désordres circulatoires, les bains de mer amènent ordinairement la guérison sans le secours d'aucun *adjutorium*. Cependant, chez les sujets trop affaiblis et trop impressionnables, quelques eaux minérales acidules ou ferro-gazeuses (Voyez page 33), mélangées avec le vin des repas, faciliteront la réaction, et, par leur influence sur les fonctions plastiques de l'économie, contribueront à la reconstitution rapide et complète du sang. Si la chlorose est compliquée, elle réclame plus de précautions encore dans l'administration des bains, et l'emploi de quelques moyens auxiliaires subordonnés à la nature des complications (Voyez *Maladies liées à un appauvrissement du sang et à une débilitation générale*).

§ 2. — Anémie.

Il n'est peut-être pas de maladie plus commune ; ce qui tient à la multiplicité des causes

qui la produisent. « L'anémie idiopathique,
dit M. Fleury, est très fréquente chez les jeunes femmes du monde, et doit être attribuée
le plus souvent à des habitudes opposées à toutes les prescriptions d'une bonne hygiène : la
constriction exagérée du corset, une alimentation insuffisante, les veilles, les bals, les
spectacles, l'absence d'exercice à l'air libre,
le séjour dans des appartements chauds et non
suffisamment aérés, etc., etc. On voit alors
les malades s'étioler, perdre pour ainsi dire la
faculté de se mouvoir, et se condamner à un
repos à peu près absolu ; l'anorexie, les douleurs gastralgiques rendent l'alimentation de
plus en plus insuffisante ; l'amaigrissement devient considérable ; on observe des palpita-
tions ; des accidents névralgiques et nerveux
très variables ; la peau est sèche, d'un gris
sale ; ordinairement l'écoulement menstruel
acquiert une abondance inusitée et se présente
sous la forme d'une véritable hémorrhagie,
sans que l'utérus soit d'ailleurs le siége de la
moindre lésion ; la faiblesse générale augmente
en raison de ces pertes de sang, rend à son
tour celles-ci de plus en plus considérables, et
les malades arrivent graduellement à un état
fort grave qui se prolonge pendant plusieurs

années, et qui résiste aux médications les plus rationnelles et les plus variées (1). »

Les anémiques trouvent à la mer une amélioration rapide et souvent durable.

Si la constitution est délicate, et l'asthénie profonde ; surtout si celle-ci est due à des causes qui agissent sur le système nerveux, telles que des jouissances anticipées, des chagrins, des excès de travail intellectuel, etc., l'eau gazeuse de Schwalheim ou les eaux ferrugineuses de Pyrmont et de Schwalbach seront d'utiles auxiliaires de la médication marine.

Les personnes convalescentes de longues maladies se trouveront très bien aussi de l'emploi de ces eaux. L'eau saline de Kissingen convient principalement dans la convalescence des affections thyphoïdes, et les eaux ferrugineuses d'Orezza, de Cransac et de Franzensbad aux femmes rendues anémiques par des couches réitérées ou un allaitement prolongé.

Comme la chlorose, l'anémie peut être compliquée par toutes les maladies qui sont liées à un appauvrissement du sang.

(1) Fleury, *Traité d'hydrothérapie*, page 228.

§ 3. — Maladies liées à un appauvrissement du sang et à une débilitation générale.

GASTRALGIE. — Lorsque les douleurs cardialgiques sont continues, tout traitement interne par les eaux minérales naturelles doit être sévèrement rejeté. L'usage intempestif de ces dernières peut même être une cause de gastralgie. Les bains de mer, seuls ou accompagnés de quelques douches locales, constituent la meilleure médication à opposer à cette maladie. Mais ils doivent être bien dirigés, car chez les gastralgiques la réaction est ordinairement lente et peu énergique.

Ce ne sera qu'avec prudence que quelques eaux acidules ou ferro - gazeuses seront employées pour activer et compléter la guérison.

DYSPEPSIES. — Les désordres des fonctions digestives revêtent les formes les plus variées et quelquefois les plus bizarres.

Les applications extérieures d'eau de mer, méthodiquement employées, peuvent régulariser ces fonctions et remonter la constitution,

4.

par leur action révulsive et tonique reconstitutive. Mais le succès sera bien plus rapide et surtout plus certain, si, au modificateur hydrothérapique, on joint quelques eaux minérales naturelles prises à l'intérieur. Au reste ces dernières varieront suivant la nature des désordres gastriques :

1º *Anorexie — digestions lentes et difficiles — vomituritions.* — Eaux gazeuses ou ferro-gazeuses (Voyez page 33) ;

2º *Renvois acides ou bilieux — vomissements.* — Eaux alcalines (Voyez page 32) ;

3º *État saburral — flatulense — tension abdominale — pneumatose stomachale et intestinale.* — Eaux salines (Voyez page 29).

CONSTIPATION ET DIARRHÉE. — Quand la constipation coïncide avec une profonde débilitation générale, elle est produite ordinairement par l'inertie de la tunique musculaire de l'intestin dont la contractibilité est diminuée ou anéantie. Les eaux minérales salines, et surtout celle de Friedrichshall, seront alors des auxiliaires indispensables des bains de mer. Si l'appauvrissement du sang est très prononcé, quelques eaux ferrugineuses laxatives, telles que celles de la source Basse de Cransac et du Franzensquelle, rendront d'éminents services.

La diarrhée peut être symptomatique d'une irritation intestinale, ou idiopathique, c'est-à-dire liée à une atonie de la muqueuse dont les sécrétions sont passivement augmentées. Les eaux salines, surtout celle de Kissingen et quelques eaux ferrugineuses (Orezza, source Haute de Cransac), conviendront dans le second cas, et seront rejetées dans le premier pour lequel toute espèce d'eaux minérales est contre-indiquée.

Menstruation douloureuse, irrégulière, nulle. — On sait que ces troubles de la menstruation sont le plus souvent sous la dépendance d'un appauvrissement du sang. Je leur appliquerai donc ce que j'ai dit précédemment sur la chlorose et l'anémie. L'usage interne de quelques eaux minérales naturelles sera surtout nécessaire s'il existe en même temps des complications du côté des voies digestives (Voyez *Gastralgie, dyspepsie*).

Stérilité. — Impuissance virile. — A part les vices de conformation, les altérations organiques et les progrès de l'âge, les causes de la stérilité sont locales ou générales, c'est-à-dire qu'elle est sous la dépendance d'un état morbide quelconque de l'utérus ou d'un affaiblissement général de l'organisme. C'est par les modifications qu'ils impriment à l'un et à l'autre que les bains de mer ont une efficacité bien constatée dans la stérilité des femmes. Il n'y a donc pas besoin, pour expliquer ces heureux effets, d'invoquer *aucune action spécifique, aucune influence secrète et mystérieuse.*

C'est encore à l'action reconstitutive des bains de mer que des hommes adultes, pâles, épuisés, dont la virilité est plus ou moins affaiblie, et même anéantie, doivent le rétablissement de leur faculté.

Je ferai, relativement à l'emploi de quelques eaux minérales comme *adjutorium*, les mêmes remarques que pour les troubles de la menstruation.

ETAT NERVEUX, — HYSTÉRIE, — MÉLANCOLIE, — DOULEURS NÉVRALGIQUES, — ASTHME, — AMAUROSE. — Ces maladies, lorsqu'elles ont pour point de départ un appauvrissement du sang, sont guéries ou au moins améliorées par les bains de mer. L'adjonction de quelques eaux minérales naturelles est encore ici subordonnée

à la plus ou moins grande faiblesse des individus et à l'état des voies digestives.

Engorgements viscéraux (*du foie et de la rate*). — hydropisies. — Il n'est pas rare d'observer des obstructions du foie et de la rate,
et quelquefois de ces deux organes ensemble,
à la suite de la déglobulisation du sang. Les
applications extérieures d'eau de mer décentralisent la congestion viscérale en même temps
qu'elles reconstituent le fluide nourricier.
Quelques praticiens conseillent l'eau de mer à
l'intérieur contre les affections de cette nature.
C'est, sans contredit, un excellent auxiliaire
du traitement hydrothérapique; mais beaucoup
de malades supportent mieux certaines eaux
alcalines ou salines (Voyez page 29), et principalement celle de Kissingen très efficace dans ce
cas. Je recommande aussi l'eau de la source
Basse de Cransac et du Salzquelle, si l'anémie est
profonde.

Les hydropisies engendrées par la langueur
des fonctions végétatives peuvent disparaître
aux bains de mer, surtout si les malades font
en même temps usages d'eaux acidules ou ferro-
gazeuses (Voyez page 33).

FLUX MUQUEUX (*Flux gonorrhéique — Leucor-rhée*). — Les écoulements qui tiennent à un état atonique de la constitution et à un relâchement des muqueuses sont traités avec succès aux bains de mer. Les eaux ferro-gazeuses, et principalement celles d'Orezza, de la source Haute de Cransac et du Stahlbrunn, seront un puissant *adjutorium*. L'eau de Kissingen convient parfaitement dans les leucorrhées opiniâtres.

MALADIES DE LA MATRICE (*Engorgement passif du corps et du col de l'utérus — déplacements produits par le relâchement des ligaments suspenseurs, tels que abaissement, antéversion, rétroversion, obliquités latérales*). — Par l'emploi combiné de quelques eaux minérales naturelles en boisson et des applications extérieures d'eau de mer, les femmes atteintes de ces maladies verront leur état général s'améliorer promptement, et cette amélioration retentir sur l'organe lésé qui reprendra progressivement son volume et sa position normales.

Le choix des eaux que devront boire les malades dépendra des complications qui existeront du côté des voies digestives (Voyez *Gastralgie, dyspepsie*).

Hémorrhagies utérines. — « *Les bains de mer réussissent le plus souvent, chez des jeunes filles et des femmes épuisées par des pertes excessives ou l'habitude d'une menstruation surabondante, pourvu que ces accidents soient liés à des phénomènes généraux ou locaux de débilité* (1). »

L'éminent praticien qui s'exprime ainsi ajoute plus loin (page 186) : « des bains de mer de trois à cinq minutes administrés sans secousse et avec une seule immersion, secondés par un repos convenable et quelquefois par une médication et une alimentation toniques, ont toujours très promptement modéré ces *profluvia* sanguins de nature passive. » M. Gaudet ne s'explique point sur la *médication tonique* qui doit seconder l'action des bains. Mais la plus efficace et la plus facile à suivre consiste dans l'usage interne de quelques eaux ferro-gazeuses, et notamment de celles d'Orezza, de la source Haute de Cransac et du Franzensquelle.

(1) Gaudet, *Op. cit.*, pag. 185.

§ 4. — Accidents de l'âge critique,

Les accidents qu'entraîne la cessation des règles varient suivant la constitution individuelle. Les phénomènes spasmodiques prédominent chez les femmes à tempérament nerveux prononcé, et les mouvements congestionnaires chez celles qui sont sanguines. Les femmes à tempérament mixte présentent ces deux sortes de phénomènes réunis.

Par leur action dérivative, sédative et perturbatrice, les bains de mer combattront victorieusement les accidents de l'âge critique. Mais les femmes exposées aux congestions sanguines auront recours avec succès, pendant les bains, à l'eau de Marienbad qui, par sa propriété spéciale de congestionner presqu'instantanément les plexus veineux du rectum, prévient les engorgements fluxionnaires de l'utérus et les hémorrhagies qui en sont si souvent la conséquence.

§ 5. — **Lymphatisme.**

De tous les individus qui pratiquent la mer , les enfants lymphatiques sont ceux dont la peau réagit le plus promptement et le plus énergiquement. Aussi on peut en général leur faire prendre d'emblée et hardiment les bains froids , en observant cependant la règle d'une durée raisonnable.

A la mer, le traitement du lymphatisme qui est exclusivement hydrothérapique a certainement un auxiliaire efficace dans les influences salutaires de l'atmosphère. Mais , comme agent minéralisateur , l'air ne porte qu'une bien faible proportion de particules salines dans l'intimité des tissus. Si jamais on parvient à rendre l'eau de mer facile à boire, nul doute qu'elle ne soit un précieux *adjutorium* des bains. Certaines eaux salines muriatiques peuvent d'ailleurs lui être substituées avec avantage, à la condition toutefois d'être administrées à titre d'*altérant* et non de *purgatif*. Les eaux de Hombourg et surtout de Kissingen, bues le matin à jeun à la dose d'un demi-verre

5.

à un verre au plus , de façon à ne point provo-
quer de supersécrétions intestinales , rendront
des services signalés.

Je recommande principalement dans le lymphatisme très prononcé, l'eau muriatique et
bromo-iodurée d'Iwonicz prise à la même dose
que les précédentes (Voyez *Eaux bromo-iodurées*,
page 31).

§ 6. — **Scrofules.**

Ce que je viens de dire du lymphatisme
s'applique *à fortiori* aux scrofules , car celles-
ci ne sont que l'exagération de la diathèse
lymphatique.

Les indications thérapeutiques ne changent
donc pas ; seulement le traitement doit être
plus actif. C'est dans les affections scrofuleuses
surtout qu'il est nécessaire d'introduire dans
l'organisme des principes minéralisateurs dont
l'influence tonique et vivifiante s'ajoute à l'action hydrothérapique des applications extérieures d'eau de mer.

§ 7. — **Hypocondrie.**

Le nombreux cortége des troubles fonction-
nels que traînent avec eux les pauvres hypocondriaques, indique que leurs souffrances ne
sont point idéales et le fait d'une simple aber-
ration du cerveau. Tous ces phénomènes peuvent être rapportés à trois groupes principaux : désordres gastriques consistant en des
alternatives d'appétit exagéré et d'anorexie,
des borborygmes, des flatuosités, un senti-
ment de tension dans tout le ventre avec constipation opiniâtre et rarement de la diarrhée ;
mouvements congestionnaires s'opérant suc-
cessivement ou simultanément du côté de la
tête, de la vessie, du rectum et des lombes ;
enfin, état nerveux caractérisé par des inquié-
tudes vagues, de la tristesse, une extrême im-
pressionnabilité, etc.

Les applications extérieures d'eau de mer
combattent les congestions par la révulsion
énergique qu'elles opèrent, et régularisent les
fonctions digestives et l'innervation par leur
action tonique-reconstitutive, sédative et per-

turbatrice. Ajoutons encore qu'elles font disparaître la grande sensibilité des hypocondriaques aux variations atmosphériques.

Quelle autre médication remplirait aussi bien les indications qui occupent la première place dans le traitement d'une maladie malheureusement si commune et si rebelle aux moyens ordinaires ?

Plusieurs médecins ordonnent les purgatifs salins pendant les bains de mer, afin de combattre la constipation des hypocondriaques que l'usage de ces bains tend encore à augmenter. Quelques eaux salines muriatiques sont bien préférables ; parce que, sans avoir les inconvénients des purgatifs, elles font disparaître les désordres gastriques et décentralisent les congestions, sous l'influence d'évacuations alvines modérément répétées.

CHAPITRE IV.

**Inconvénients occasionnés par les Bains de mer. —
Moyens de les prévenir et de les combattre.**

J'ai déjà parlé de la *réaction (Chapitre I*er*)* et
de son rôle important dans l'action thérapeutique des bains de mer. Je reviens sur cet important sujet, parce que de la réaction dé-
pendent non-seulement les effets médicateurs
de ces bains, mais encore la plupart des accidents et des inconvénients qu'ils occasionnent.
Par exemple, quand elle est faible ou irrégulière, les liquides primitivement refoulés vers
les parties profondes ne reviennent qu'incom-
plètement à la périphérie. Il en résulte un état
congestionnel permanent et une augmentation
de vitalité des organes intérieurs ; de là des
étourdissements avec céphalalgie, crampes,
somnolence, lassitude générale, accablement du

corps et de la pensée, des nausées, de la toux avec oppression sternale et sensation contusive à la région précordiale, des spasmes de l'utérus, des rêves érotiques, des irritations de la vessie, etc., etc. Au contraire, la réaction est-elle en excès, le rapide et considérable déplacement du sang amène un état de syncope plus ou moins complet (perte de connaissance, défaillance, pâleur, courbature, etc.). On voit combien il est important de diriger et de régler la réaction.

Parmi les circonstances susceptibles de la faire varier, il faut signaler principalement la température de l'atmosphère et de l'eau, et le mode d'application de celle-ci, à part, bien entendu, les différences individuelles, telles que le tempérament, l'âge, le sexe, etc.

Une condition indispensable pour une bonne réaction, c'est que l'air ambiant ne soit ni froid ni humide. Dans l'hydrothérapie, la réaction est d'autant plus prompte et plus efficace que l'eau est plus froide et l'air plus chaud. À la mer, beaucoup de personnes intervertissent ces conditions, et souvent au détriment de leur santé, en se baignant aux heures du jour où la température de l'eau est le plus élevée et celle de l'air le plus basse.

Les heures matinales, surtout, sont marquées sur les côtes de l'Océan par un grand abaissement de la température atmosphérique et une humidité considérable. Telle est la cause principale de ces douleurs névralgiques et rhumatismales qu'il n'est pas rare de voir se manifester pendant les bains de mer.

Le mode d'application de l'eau de mer à la surface du corps comprend le bain et les divers procédés hydrothérapiques. La négligence qu'un grand nombre de baigneurs apportent dans l'observation des règles auxquelles est assujétie la pratique rationnelle du bain, est sans contredit une des causes les plus fréquentes des insuccès et même des inconvénients de la médication marine. Aussi je dirai avec M. Ed. Auber : « C'est un préjugé bien fàcheux et souvent fatal que de croire qu'on peut impunément se jeter dans la mer sans précaution, sans réflexion, comme on le ferait à peine dans une rivière ou dans un fleuve. Je ne crains point d'attribuer à ce genre ridicule une foule d'indispositions très graves, et je suis convaincu que parmi ces gens qui quittent la mer brisés, défaits et clabaudant contre les bains, il y en a plus des deux tiers qui tiendraient un tout autre langage, s'ils

eussent simplement observé les premières règles du plus gros bon sens (1).

Néanmoins, il faut reconnaître qu'il arrive
souvent, quelques précautions qu'on prenne,
que les bains de mer sont suivis de plusieurs
des inconvénients que j'ai signalés précédemment.

Les personnes dont la constitution est délicate ou très affaiblie faciliteront la réaction en
ayant la précaution de se vêtir convenablement,
afin de prémunir la peau contre les vicissitudes
atmosphériques, et en faisant usage, au moment des repas, de quelques eaux acidules ou
ferro-gazeuses (voyez page 33) qui impriment
à la circulation une stimulation douce et sa-
lutaire. S'il y a disposition à la constipation,
les eaux ferrugineuses ordinaires devront être
remplacées par celles de Franzensbad et de la
source Basse de Cransac, également ferrugineuses et en même temps laxatives. Dans le
cas de constipation opiniâtre, on donnera la
préférence aux eaux minérales salines, et surtout à celles de Birmenstorff et de Friedris-
chall, bues le matin à jeun à la dose d'un

(1) *Guide du Baigneur à la mer*, page 89.

demi-verre ou un verre. L'avantage des eaux minérales sur les purgatifs ordinaires pour prévenir ou combattre la constipation engendrée par les bains de mer, consiste en ce que ces eaux, nullement désagréables au goût, peuvent être employées très longtemps sans incommoder les malades le moins du monde.

Les diarrhées occasionnées par les bains de mer qui résistent à l'emploi des infusions aromatiques et de quelques lavements calmants, cèdent encore facilement à l'administration des eaux minérales salines.

Enfin, l'usage interne de ces eaux constitue le meilleur moyen de prévenir et de combattre les congestions viscérales, par la dérivation qu'elles provoquent et entretiennent vers l'intestin. L'eau de Friedrischsall surtout convient toutes les fois que le *raptus* sanguin s'est opéré vers le cerveau, et qu'il en résulte des maux de tête, des étourdissements, de l'agitation et de l'insomnie.